45 Rezepte gegen Osteoporose:

Fange an, die besten Lebensmittel für deine Knochen zu essen, um sie stark und gesund zu machen

Von

Joe Correa CSN

COPYRIGHT

Diese Publikation wurde entwickelt, um genaue und maßgebliche Informationen in Bezug auf das Thema zu liefern. Es wird mit dem Verständnis verkauft, dass weder der Autor noch der Verlag medizinische Beratung in Anspruch nimmt. Wenn ärztlicher Rat oder Hilfe erforderlich ist, wenden Sie sich bitte an einen Arzt. Dieses Buch gilt als Leitfaden und sollte in keiner Weise schädlich für Ihre Gesundheit verwendet werden. Konsultieren Sie bitte einem Arzt, bevor Sie diesen Ernährungsplan starten, um sicherzustellen, dass es das Richtige für Sie ist.

DANKSAGUNG

Dieses Buch ist meinen Freunden und meiner Familie gewidmet, die leichte oder schwere Erkrankungen hatten, um ihnen eine Lösung zu geben und damit Sie die notwendigen Veränderungen in Ihrem Leben vornehmen können.

45 Rezepte gegen Osteoporose:

Fange an, die besten Lebensmittel für deine Knochen zu essen, um sie stark und gesund zu machen

Von

Joe Correa CSN

INHALT

ÜBER DEN AUTOR

Nach Jahren der Nachforschung glaube ich wirklich an die positiven Auswirkungen, die eine richtige Ernährungsweise auf den Körper und Geist haben kann. Mein Wissen und meine Erfahrung hat mir geholfen gesünder zu leben über die Jahre und das habe ich auch an meine Familie und meine Freunde weitergegeben. Je mehr du über gesundes essen und trinken weißt, desto eher wirst du deine Lebens- und Essensgewohnheiten ändern wollen.

Die Ernährung ist ein Kernstück in dem Prozess des gesunden und längeren Lebens, so fang heute damit an. Der erste Schritt ist der wichtigste und der bedeutendste.

EINLEITUNG

45 Rezepte gegen Osteoporose: Fange an, die besten Lebensmittel für deine Knochen zu essen, um sie stark und gesund zu machen

Von Joe Correa CSN

Dieses Buch ist eine Sammlung von köstlichen Rezepten, die voller Kalzium, Vitamin D, Eiweiß und auch andere Nährstoffe sind, die dafür entscheidend sind starke und gesunde Knochen aufzubauen und zu behalten.

Osteoporose ist eine Krankheit, bei der Ihre Knochen schwach werden und die Wahrscheinlichkeit groß ist, das sie teilweise oder komplett brechen. Mehrere Risikofaktoren beeinflussen das Auftreten von Knochenverlust und Osteoporose. Unter anderem sind Faktoren wie das Geschlecht, Alter, Körpergröße, Ethnizität (weiße und asiatische Frauen mit höherem Risiko, Schwarzer und Hispanisch mit niedrigerem Risiko) und Familiengeschichte. Andere Faktoren sind zu wenig Östrogen, Kalzium, Magnesium und Vitamin D oder die

Einnahme und Verwendung von Steroiden in Behandlung oder Rauchen und Alkoholkonsum.

Eine ausgewogene Ernährung reich an Kalzium, Magnesium und Vitamin D, kann die Knochengesundheit verbessern und Osteoporose verhindern. Nationale Ernährungsstudien haben gezeigt, dass die meisten Leute nicht das erforderliche tägliche Maß an Kalzium zu sich nehmen, das gebraucht wird, um zu wachsen und gesunde Knochen zu haben. Erwachsene, im Alter von 19-50, brauchen täglich 1,000 mg Kalzium. Frauen, im Alter von 51-70, sollten 1,200 mg Kalzium in ihrer täglichen Speisen konsumieren, während Männer, innerhalb dieser Altersspanne 1,000 mg Kalzium benötigen.

Nahrung, die reich an Kalzium ist, schließt dunkles Blattgemüse und Milchprodukte ein. Während es Nachweise gibt, dass hohe Maße an Oxalaten in Gemüse wie Spinat, Lauchstangen und Rüben Kalzium Absorption behindern, werden Leute, die sie ausgewogene essen, nicht betroffen sein. Ein Ernährung reich an Körnern, Samen, Vollkörnern und Meeresfrüchten, enthält ein hohes Maße an Magnesium, das für Kalzium Absorption und Lagerung wesentlich ist.

45 REZEPTE GEGEN OSTEOPOROSE: FANGE AN, DIE BESTEN LEBENSMITTEL FÜR DEINE KNOCHEN ZU ESSEN, UM SIE STARK UND GESUND ZU MACHEN

1.   Gemischter Gartensalat

Das kalziumabsorptions Rate in grünem Gemüse ist 50-prozentig höher als die 32-prozentigem kalziumabsorptions Rate in Milch. Eine an grünem Gemüse reiche Kost enthält mehr Kalzium. Studien zeigen, dass grünes Gemüse eine starke Wirkung darauf hat, Hüftbrüche zu reduzieren und dass jene, die die meisten Früchte und das meisten Gemüse in ihrer Kost verzehrt, dichtere Knochen haben.

Zutaten:

- 1 Kopfsalat
- 2 cups gemischter grüner Salat
- ½ cup Tomaten
- ½ cup Karotten, in Streifen geschnitten

- ½ cup Champignons

- ½ cup Paprika, in Streifen geschnitten

- ¼ cup Zwiebeln

Dressing

- 1 cup Mayonnaise

- 1 cup saure Sahne

- 3 tbsp. Senf

- 6 tbsp. Honig

- 2 tbsp. Weißer Essig

Vorbereitung:

Geben Sie die Pilze und das Gemüse in eine große Schale.

In einer weiteren Schale mischen Sie alle Zutaten für das Dressing. Geben Sie da Dressing über den Salat. Umrühren und genießen.

Angaben pro Portion:

Portionen: 7 • Portionsgröße: 228g

Gesamtkalorien: 330

Gesamtfett: 19.7g

Gesamtkohlenhydrate: 36.4g

Eiweiß: 4.7g

Vitamine: Vitamin A 83%, Kalzium 9%, Vitamin C 26, Eisen 14%

2.   Drei Käse Pizza

Ein Cup Käse enthält viermal das Maß an Kalzium als in einer Tasse Milch. Im Besonderen enthält Mozzarella ein hohes Maß an Kalzium. In Käse ist auch viel Eiweiß, enthält Vitamin A, B12 und andere wichtige Vitamine, die helfen, das Immunsystem und Energieniveaus zu steigern.

Zutaten:

- 1 Packung frischer Pizzateig
- 1 Tbsp. Tomatenmark
- 1 cans gewürfelte Tomaten
- ½ cup Mozzarella Käse, gerieben
- ½ cup Parmesan Käse, gerieben
- ½ cup Romano Käse
- 1 Tbsp. Oregano
- 1 Tbsp. Basilikum
- 1 Tbsp. Knoblauch
- 1 Tbsp. Zwiebel
- 2 Tbsp. Olivenöl

Vorbereitung:

Heizen Sie den Ofen auf 400° F vor.

Bereiten Sie den frischen Pizzateig, durch das Verteilen des Olivenöls auf der Oberseite, vor.

Über mittlerer Hitze sautierten Sie den Knoblauch, bis hellbraun, und die Zwiebeln bis sie durchscheinend sind. Lassen Sie die Dosentomaten abtropfen und fügen Sie das Tomatenmark hinzu. Köcheln lassen über niedriger Hitze. Fügen Sie die Kräuter, das Salz und den Pfeffer hinzu. Rühren Sie regelmäßig. Fahren Sie fort, über niedriger Hitze zu kochen, bis Konsistenz der Pizzasauce dicker wird.

Geben Sie den Käse über der Sauce. Backen Sie die Pizza im Ofen für 15 Minuten.

Angaben pro Portion:

Portionen: 5 • Portionsgröße: 229g

Kalorien: 457

Gesamtfett 21.6g, Cholesterin 47mg

Natrium 1296mg, Kalium 248mg

Gesamtkohlenhydrate 43.5g, Zucker 7.4g

Eiweiß 23.2g

Vitamin A 27% • Vitamin C 21% • Kalzium 51% • Eisen 16%

3.   Buttermilch Pecanuss Kuchen

Ein großer Ersatz für Vollmilch ist Magermilch oder fettarme Milch. Sie enthält dasselbe Maß an Kalzium mit weniger Fett und Cholesterin. Fettarme und fettfreie Milch wird formuliert, um Vitamin D einzuschließen, die dem Körper hilft, das Kalzium zu absorbieren. Molkereiprodukte liefern dem Körper wesentliche Nährstoffe für optimale Knochengesundheit und Entwicklung.

Zutaten:

- 1/2 cup Olivenöl
- 1 1/2 cups Honig
- 3 Eier
- 2 1/4 cups Mehl
- 1 tsp. Satz
- 3 1/2 tsp. Backpulver
- 1/4 cups fettarme Milch
- 1 tsp. Vanilleextrakt

Pecanuss Butter:

- 2 cups Pecanüsse

- 1/8 tsp. Zimt

Vorbereitung:

Um die Pecanussbutter zu machen, rösten Sie die Pecanüsse auf einem kleinen Backblech bei 300 F für 5-10 Minuten im Ofen. Mischen Sie die Pecanuss hin und wieder, um es zu vermeiden, dass sie verbrennen, dann abkühlen. Platziert in einem Mixer und mischen sie es bis die Konsistenz dick und cremig wird. Fügen Sie den Zimt hinzu.

Heizen Sie Ofen auf 350 F vor.

Schlagen Sie das Olivenöl mit dem Honig, bis es vollständig vermischt ist. Für einen leichten und weichen Kuchen steigern Sie die Geschwindigkeit der Mischmaschine für die letzten zwei Minuten auf Hoch. In einer separaten Schüssel schlagen Sie die Eier gründlich und fügen Sie in das Olivenöl- und Honigmischung hinzu. Fügen Sie das Mehl, Backpulver und Salz hinzu. Schlagen Sie auf niedriger Geschwindigkeit, bis vollständig integriert ist. Tun Sie es nicht über Mischung, um einen zähen Kuchen zu vermeiden. Fügen Sie für 30 Sekunden die Milch und die Vanille hinzu und mixen Sie auf kleiner Stufe. Steigern Sie die Geschwindigkeit für noch 2 Minuten auf Hoch zum mixen.

Geben Sie den Teig in eine eingefettete 9x13 Form und dann für 25-30 Minuten backen lassen.

Kühlen Sie ihn bei Raumtemperatur ab, bevor Sie die Pecanussbutter auf die Oberfläche des Kuchens verteilen.

Angaben pro Portion:

Portionen: 6 • Portionsgröße: 162 g

Kalorien: 599

Gesamtfett 24.8 g, Cholesterin 123mg

Natrium 535mg, Kalium 434mg

Gesamtkohlenhydrate 89.3g, Zucker 51.3g

Eiweiß 9.1 g

Vitamin A 12% • Vitamin C 17% • Kalzium 0% • Eisen 17%

4.   Mango Bananen Erdbeeren SSmoothie

Joghurt hat wenig Zucker doch ist mit voll Eiweiß, Kalzium und lebenden Bakterienkulturen, die für das Immunsystem wesentlich ist. Eine Tassenportion Magenjoghurt liefert einen vollen 42% durchschnittlichen täglichen Kalzium Bedarf.

Zutaten:

- 1 Mango, geschnitten
- 1 cup Erdbeeren
- 1 Banane, geschnitten
- 1 fettarmer Joghurt

Vorbereitung:

Gib alle Zutaten in einen Mixer und mixe sie gut. Guten Appetit!

Angaben pro Portion:

Portionen: 1 • Portionsgröße: 262 g

Kalorien: 151

Gesamtfett .8 g, Cholesterin 0 mg

Natrium 3 mg, Kalium 643 mg

Gesamtkohlenhydrate 38.0 g, Zucker 21.5 g

Eiweiß 2.3 g

Vitamin A 2% • Vitamin C 158% • Kalzium 3% • Eisen 5%

5.   Schokoladen Mandelmilch Pudding

Das Maß an Kalzium in einer Tasse Mandel ist diesem Maß an Kalzium in einer Tasse Milch fast äquivalent. Mandeln enthalten ein hohes Maß an Ballaststoff, und Eiweiß, die helfen den Appetit zu stoppen.

Zutaten:

- 2 1/2 cups Mandelmilch
- 1/2 cup Kakaopulver
- 1/2 cup Honig
- 1/8 tsp Satz
- 3 Tbsp. Speisestärke
- 1 tsp Vanilleextrakt

Vorbereitung:

In einen mittleren Kochtopf über mittlerer Hitze gießen Sie die Mandelmilch, das Kakaopulver, den Honig und das Salz. Benutzen Sie einen Rührstab, um die Mischung gelegentlich umzurühren. Kochen Sie es leicht, bis kleine Blasen erscheinen. Bringen Sie nicht zum vollen Kochen. Fügen Sie die Speisestärke in die köchelnde

Mandelmilchmischung hinzu. Mischen Sie komplett, bis die Speise gut vermischt ist und keine Klumpen erscheinen. Fahren Sie fort, zu köcheln, bis die Konsistenz dick ist. Fügen Sie den Vanilleextrakt hinzu. Rühren und Entfernen von der Hitze.

Geben Sie es in kleiner Tassen und lassen Sie es abkühlen.

Angaben pro Portion:

Portionen: 4 • Portionsgröße: 193 g

Kalorien 489

Gesamtfett37.2 g, Cholesterin 0 mg

Natrium 99 mg, Kalium 666 mg

Gesamtkohlenhydrate 44.8 g, Zucker 30.3 g

Eiweiß 5.4 g

Vitamin A 0% • Vitamin C 7% • Kalzium 4% • Eisen 23%

6.   Pak Choi in Austernsoße mit Knoblauch

Pak Choi, ein beliebter chinesischer Kohl ist reich an Vitamin C, A, Kalzium und Ballaststoffen. Es enthält auch ein hohes Maß an Betakarotin und Carotenoid wie Lutein. Pak Choi liefert Kalium für gesunde Muskel- und Nervenfunktion und enthält Vitamin B6 für Fett, Kohlehydrat und Eiweiß Stoffwechsel

Zutaten:

- 1 Tbsp. Knoblauch
- 1 Tbsp. Vegetarisches Öl
- 2 Tbsp Austernsoße
- 3 cups Pak Choi, geschnitten in 1 1/2 inches große Stücke

Vorbereitung:

Über mittlerer Hitze sautieren Sie den Knoblauch in Pflanzenöl bis er braun ist. Geben Sie das Pak Choi hinein und fügen Sie die Austernsoße hinzu. Rühren Sie es um und bedecken Sie die Pfanne mit einem Deckel. Kochen lassen für 3-4 Minuten oder bis der Pak Choi dunkelgrün ist.

 ## Angaben pro Portion:

 Portionen: 1 • Portionsgröße: 30 g

Kalorien 137

Gesamtfett 13. 7g, Cholesterin 0 mg

Natrium 220 mg, Kalium 38 mg

Gesamtkohlenhydrate3.6 g, Zucker 0 g

Eiweiß 0.6 g

Vitamin A 0% • Vitamin C 2% • Kalzium 4% • Eisen 1%

7. Okra Tomaten Suppe

Okra enthält hohes Maß an Ballaststoffen, Folsäuren, Vitamin A, B6, C und Mineralen, die für den Körper wichtig sind. Eine Tasse Okra liefert 8% der Ernährungsportion von Kalzium. Sie ist auch reich an Mangan, das eine bessere Kalzium Absorption liefert und ist phosphorsauer.

Zutaten:

- 1 cup Okra, geschnitten in 3/4"
- 2 400g. Tomatensoße aus der Dose
- 1 Tbsp. Knoblauch
- ¾ cup rote Paprika
- 1 Zwiebel
- 1 Tbsp. Frischer Thymian
- 1 Tbsp. Olivenöl
- 3 cups Hühnerbrühe
- Salz und Pfeffer zu Abschmecken

Vorbereitung:

Über mittlerer Hitze sautieren Sie den Knoblauch bis er braun ist und die Zwiebeln bis sie durchscheinend sind.

Fügen Sie dann die grüne Paprika hinzu. Fügen Sie Tomatensoße aus der Dosen und Hühnerbrühe hinzu. Köcheln lasen für 5 Minuten. Fügen Sie den Okra hinzu und köcheln Sie es für weitere 5 Minuten. Fügen Sie das Salz und den Pfeffer hinzu, die Sie mit dem frischem Thymian abschmecken und garnieren.

<u>Angaben pro Portion:</u>

 Portionen: 5 • Portionsgröße: 365 g

Kalorien 111

Gesamtfett 4.1 g, Cholesterin 0 mg

Natrium 1300 mg, Kalium 786 mg

Gesamtkohlenhydrate 14.4 g, Zucker 9.1 g

Eiweiß 6.0 g

Vitamin A 23 % • Vitamin C 60 % • Kalzium 6% • Eisen 16 %

8.   Brokkoli Cream Suppe

Neben den Milchprodukten, gibt es weitere gut Kalziumquellen, wie neben dunklem Blattgemüse, Brokkoli an zweiter Stelle steht, wenn es um den Kalziumgehalt geht. Eine Tasse Brokkoli enthält mehr als 40 mg. Kalzium. Es ist auch ein ausgezeichneter Quelle für Ballastoffe, Vitamin C, B6, A, Eisen phosphorsauer, Kalium, Selen, Riboflavin und andere Minerale welche dieses Gemüse zu einem Super-Food machen.

Zutaten:

- 3 cups Brokkoli
- 2 Tbsp. Zwiebel
- ½ cup Sellerie, gehackt
- 3 cups Hühnerbrühe
- 1 Tbsp. Knoblauch
- 1 Tbsp. Olivenöl
- ¼ cup Lauch
- 1 cup fettarme Milch
- 1/8 Tsp. Petersilie

- 1/8 Tsp. Thymian

- 1 Tbsp. Lorbeerblätter

- 1/8 tsp. Satz

- 1/8 tsp. Pfeffer

- ½ cup Croutons

Über mittlerer Hitze sautieren Sie die Zwiebeln mit dem Knoblauch, dem Lauch und dem Sellerie in Olivenöl. Sautieren Sie bis die Zwiebeln durchscheinend ist, Knoblauch leicht braun ist, Lauchstangen und Sellerie weich sind. Fügen Sie den Brokkoli dann hinzu und dann die Hühnerbrühe. Kleinere Hitze und die Pfanne mit einem Deckel abdecken und kochen bis der Brokkoli weich ist. Entfernen Sie es von der Hitze und abkühlen lassen. Wechseln Sie in eine Küchenmaschine um und pürieren Sie es zusammen mit den Kräutern. Abschmecken mit Salz und Pfeffer. Servieren Sie mit Croutons darüber.

<u>Angaben pro Portion:</u>

Portionen: 4 • Portionsgröße: 353 g

Kalorien 145

Gesamtfett 5.3g, Cholesterin 11mg

Natrium 789mg, Kalium 558mg

Gesamtkohlenhydrate16.1 g, Zucker 5.4g

Eiweiß 8.9g

Vitamin A 16% • Vitamin C 105% • Kalzium 14% • Eisen 9%

9.   Kabeljau mit Rosmarin Vinaigrette auf grünen Bohnen

Grüne Bohnen sind eine reiche Quelle an Eisen, Folsäure, Riboflavin, Vitamin A, C, K, Magnesium und Kalium. Eine an Vitamin K reiche Kost wird mit geringerem Risiko an Knochenbrüchen verbunden, verbessert Kalzium Absorption und reduziert die Harnausscheidung von Kalzium

Zutaten:

- 4 Kabeljau Filets, Haut- und Grätenfrei
- 2 cups grüne Bohnen, geschnitten in 2"
- 2 süße Zwiebeln
- 1 cup Kirschtomaten, oben angestochen mit einer Gabel oder einem Messer
- 2 Tbsp. Extra-natives Olivenöl
- Salz und Pfeffer zum Abschmecken

    Rosmarin Vinaigrette:
- 2/3 c. Extra-natives Olivenöl
- 1/3 cup. Zitronensaft

- 1 tsp. Zitronenschale

- 1 Tbsp. Rosmarin

- 1 Tbsp. Petersilie

- 1 Tbsp. Knoblauch

- 3 tsp Dijonsenf

- 2 tsp. Honig

- ½ tsp. Schwarzer Pfeffer

- Salz zum Abschmecken

Vorbereitung:

Um die Vinaigrette vorzubereiten, waschen Sie gründlich zwei Zitronen vor dem Abreiben der Schale, um beschichtetes Wachs zu entfernen. Die Schale einer Zitrone abreiben und dann beide Zitronen auspressen. In einem Schälchen kombinieren Sie Zitronenschale, Zitronensaft, Senf, Honig, Rosmarin, Petersilie, Knoblauch und schwarzen Pfeffer. Mischen Sie flink. Geben Sie langsam das Olivenöl hinzu. Mixen Sie gründlich, bis die Konsistenz leicht cremig wird. Mit Salz abschmecken.

In einer Bratpfanne erhitzen Sie das Olivenöl über hoher Hitze. Geben Sie den Kabeljau hinzu, direkt bevor Rauch sichtbar wird. Braten Sie ihn für 2-3 Minuten oder bis eine goldene Kruste auf dem Fisch sichtbar wird. Sorgfältig den Fisch auf die anderen Seite drehen und braten für weitere 2-3 Minuten oder bis der Fisch undurchsichtig und flockig ist. Von der Hitze nehmen und beiseite stellen.

In derselben Bratpfanne sautieren Sie über mittlerer Hitze die Zwiebeln und Tomaten, durchstochen oben, damit die Säfte herauskommen können. Geben Sie die grünen Bohnen dazu und kochen Sie, bis Sie zart, aber knusprig sind. Auf einen Teller geben. Schichten Sie den Kabeljau an der Oberseite, beträufeln mit dem Rosmarinvinaigrette und genießen Sie es!

Angaben pro Portion:

Portionen: 4 • Portionsgröße: 204 g

Kalorien 356

Gesamtfett34.1 g, Cholesterin 0mg

Natrium 91 mg, Kalium 336mg

Gesamtkohlenhydrate15.5 g, Zucker 7.2g

Eiweiß 2.4 g

Vitamin A 17 % • Vitamin C 37 % • Kalzium 6% • Eisen 7 %

10. Dosensardinen

Verzehrenden von Fisch, der seine Gräten enthält, ist eine andere Art, einer kalziumreichen Ernährung. Konservierte Sardinen liefern auch die wesentlichen Fettsäuren wie das Omega 3,6,9 und das wesentliche Vitamin D, das erforderlich ist, für Grätenabsorption.

Zutaten:

- 1 Dose spanische Sardinen
- 1 Tbsp. Knoblauch
- 250 g. ungekochte Pasta

Vorbereitung:

Kochen Sie die Pasta über mittlerer Hitze in gesalzenem Wasser. Kochen Sie es bis die Nudeln al dente sind. Entfernen Sie es von der Hitze und geben Sie es auf einen Teller.

Über mittlerer Hitze sautieren Sie Knoblauch bis zu er braun ist. Geben Sie nach etwa 2-3 Minuten den Inhalt einer Dose spanischer Sardinen und rühren Sie es gut um.

Entfernen von der Hitze. Geben Sie die Sardinen dann auf die Nudeln. Guten Appetit!

<u>Angaben pro Portion:</u>

Portionen: 2 • Portionsgröße: 135 g

Kalorien 379

Gesamtfett 3.6 g, Cholesterin 100mg

Natrium 64mg, Kalium 264mg

Gesamtkohlenhydrate 69.8g, Zucker 0g

Eiweiß 15.9g

Vitamin A 1% • Vitamin C 7% • Kalzium 2% • Eisen 26%

11.   Gebratenes Hühnchen in Blattkohl

Blattkohl ist eine gute Quelle an Kalzium, sowohl Ballaststoff als auch Vitamin A und C. Sie haben wenig Natrium und Fett. Blattkohl wird auch benutzt, um schädliche Körpertoxine zu entgiften.

Zutaten:

- 300 g. Hühnerbrust, in Streifen geschnitten
- 2 Tbsp. Knoblauch, gehackt
- 1 Packung gefrorener und gehackter Blattkohl
- 2 Tbsp. Olivenöl
- Salz und Pfeffer zum Abschmecken
- ½ cup Apfelessig

Vorbereitung:

Über mittlerer Hitze sautieren Sie den Knoblauch und das Huhn in Olivenöl bis das Huhn goldbraun ist. Fügen Sie den Blattkohl hinzu. Kochen bis der Blattkohl gewelkt ist. Fügen Sie den Apfelessig hinzu. Mit Salz und Pfeffer Abschmecken. Köcheln lassen für 2 Minuten. Entfernen von Hitze und servieren auf einem Teller.

Angaben pro Portion:

Portionen: 3 • Portionsgröße: 216 g

Kalorien 278

Gesamtfett 13.3g, Cholesterin 86mg

Natrium 128 mg, Kalium 306 mg

Gesamtkohlenhydrate 5.6 g, Zucker 0 g

Eiweiß 33.8 g

Vitamin A 40% • Vitamin C 33% • Kalzium 9 % • Eisen 8%

12. Gebackenes Huhn und Spinat im Pilz Béchamelsoße

Eine Tasse Spinat enthält 300 mg Kalzium, zusammen mit anderen Vitamin, Mineralen und Nährstoffen. Jedoch ist es wichtig, zu wissen, dass dieser gesteigerte Verbrauch des Spinats aufgrund der hohen Maße an Oxalat entgegenwirkend zur Absorption von Kalzium ist, die er enthält.

Zutaten:

- 2 Hühnerbrustfilets
- 2 cups Spinat
- 1 Tbsp. Knoblauch, gehackt
- 1 Tbsp. Zwiebel, gehackt

Béchamelsoße :

- 2 Tbsp. Olivenöl
- 4 1/2 Tbsp. Mehl
- 3 cups fettarme Milch
- ½ cup Champignon, dünn geschnitten
- 1 tsp. Salz

- 1/8 tsp. Muskatnusspulver

- 1/8 tsp. Pfeffer

Vorbereitung:

In einem kleinen Kochtopf über niedriger Hitze gießen Sie die Milch und wärmen sie an. Nicht kochen lassen. Entfernen von Hitze und bedecken.

In einem anderen Kochtopf über mittlerer Hitze geben Sie das Olivenöl hinzu, dann das Mehl hinzufügen. Rühren Sie, bis Mischung glatt ist. Fahren Sie fort, 5 Minuten zu kochen, bis sich die Farbe von dunkel in Gold ändert. Lassen Sie es nicht braun werden. Senken Sie die Hitze. Langsam die Hälfte der Milch hineingießen und schnell rühren, bis die Mischung leicht nass ist aber nicht flüssig. Rühren Sie die übrige Milch langsam ein. Fügen Sie die Pilze hinzu. Rühren Sie, für etwa 3 Minuten oder bis die Soße dick und cremig ist. Würzen Sie die Béchamelsoße mit Muskatnuss, Salz und Pfeffer.

In einem großen Kochtopf sautieren Sie über mittlerer Hitze den Knoblauch und die Zwiebeln, bis Sie durchscheinend sind. Fügen Sie das Huhn hinzu und kochen

Sie es für 5 Minuten oder bis es hellbraun ist. Wenden Sie es für nach 5 Minuten auf die anderen Seite und lassen sie es braten bis es hellbraun ist. Geben Sie den Spinat dazu und kochen lassen bis er zu weich ist. Übertragen Sie Alles auf eine Platte und gießen Sie darüber die Béchamelsoße.

Angaben pro Portion:

Portionen: 4 • Portionsgröße: 315 g

Kalorien 311

Gesamtfett 10.8 g, Cholesterin 98mg

Natrium 815 mg, Kalium 629 mg

Gesamtkohlenhydrate17.7 g, Zucker 9.9g

Eiweiß 35.6 g

Vitamin A 39% • Vitamin C 9% • Kalzium 25% • Eisen 13%

13.   Cremige Shrimps Artischocken Pasta

Artischocken sind reich an Ballaststoff, Magnesium, Kalium, Eisen, Vitamin A, C, B3 und B9. Eine große Artischocke enthält 7% des täglichen Bedarfs an Kalzium.

Zutaten:

- 250 g. Pasta, ungekocht
- 3 cups fettarme Milch
- 3 Tbsp. Mehl
- 1 cup Hühnerbrühe
- 1 can Artischockenherzen, abgetropft und halbiert
- 1 cup Cheddar Käse, gerieben
- ½ cup Shrimps, geschält und entdarmt
- Salz und Pfeffer zum Abschmecken
- 1 Tbsp. Extra natives Olivenöl
- Petersilie zum Garnieren

Vorbereitung:

Kochen Sie die Nudeln über mittlerer Hitze in gesalznem Wasser. Kochen lassen bis die Nudeln al dente sind.

Entfernen Sie es von der Hitze und geben Sie es auf eine Platte.

Über mittlerer Hitze sautieren Sie die Zwiebeln und Garnele, bis die Zwiebeln durchscheinend sind und die Garnele helle rosa sind. Geben Sie die Artischocke hinzu und kochen Sie es für 1-2 Minuten, bis die Farbe tief ist. Gießen Sie die Hühnerbrühe dazu und köcheln lassen.

In einer separaten Schüssel Milch, Mehl, Käse und Pfeffer verrühren. Geben Sie die Mischung in Pfanne und gut rühren. Kochen Sie es über niedriger Hitze, bis die Konsistenz dick ist. Gießen Sie es dann über die Nudeln. Garnieren Sie es mit Petersilie.

Angaben pro Portion:

Portionen: 5 • Portionsgröße: 297 g

Kalorien 333

Gesamtfett 10.4 g, Cholesterin 68 mg

Natrium 395 mg, Kalium 473 mg

Gesamtkohlenhydrate 41.4 g, Zucker 8.1 g

Eiweiß 18.5g

Vitamin A 11% • Vitamin C 5% • Kalzium 36 % • Eisen 14 %

14.   Gebackenes Kartoffelgratin mit Rosenkohl

Eine Tasse Rosenkohl hat 37 mg Kalzium. Rosenkohl ist reich an Ballaststoffe, Mangan, Kalium, Thiamin, Vitamin A, B6 und C.

Zutaten:

- 1 cup Rosenkohl, gehackt mir abgeschnitten Enden und ohne die äußeren Blätter
- 3 große Kartoffeln, dünn geschnitten
- 2 cups Cheddar Käse, gerieben
- 3 Tbsp. Olivenöl
- 1 Tbsp. Zwiebeln, gewürfelt
- 1 tsp. Salz
- ½ tsp. Thymian
- ⅛ tsp. Pfeffer
- 1 Tbsp. Petersilie, gehackt

Vorbereitung:

Heizen Sie Ihren Ofen auf 425° F vor. Schmieren Sie 2-Quart Backform mit Hilfe eines Speiseöls ein.

Gleichmäßig die dünn geschnitten Kartoffeln auf dem Boden der Form ausbreiten. Beiseite stellen.

In einem kleinen Kochtopf erhitzen Sie über mittlerer Hitze das Olivenöl. Fügen Sie die Zwiebel, das Salz, den Pfeffer, den Thymian und den grob gehackten Rosenkohl hinzu. Sautieren Sie, bis Zwiebel durchscheinend ist und der Rosenkohl außen leicht braun bis schwarz ist. Entfernen Sie es von der Hitze und geben sie die Rosenkohl Mischung über die Kartoffeln, bis die Kartoffeln völlig bedeckt sind.

Bedecken Sie die Backform mit einer Folie und backen Sie es für 45 Minuten.

Bestreuen mit Käse und Petersilie bis die Kartoffeln und der Rosenkohl völlig bedeckt sind.

Backen Sie wieder, ohne Folie, für 15 Minuten oder bis Käse geschmolzen ist.

Angaben pro Portion:

Portionen: 5 • Portionsgröße: 297 g

Kalorien 405

Gesamtfett 22.2 g, Cholesterin 66 mg

Natrium 813 mg, Kalium 1024 mg

Gesamtkohlenhydrate 37.3 g, Zucker 3.3g

Eiweiß 15.7 g

Vitamin A 18% • Vitamin C 100% • Kalzium 36% •

Eisen 10 %

15.   Knoblauch Miesmuscheln mit Spargel

Eine Tasse Spargel hat 32,2 mg Kalzium. Eine Stange roher Spargel enthält 3 mg Kalzium. Spargel enthält entzündungshemmende phytonutrients und Antioxidationsmittelnährstoffe zusätzlich Vitamin C, Betakarotin, Vitamin E und die Minerale Zink, Mangan und Selen

Zutaten:

- 3 lbs. Frische Miesmuscheln, abgewaschen, geschrubbt und den Bart entfernen (grobes Gewinde an der Seite entfernen)
- 2 cups Spargel, geschnitten in 1"
- 2 Tbsp. Knoblauch
- 3 Tbsp. Basilikum
- 2 Tbsp. grüne Zwiebeln
- 2 Tbsp. Fischsoße
- ¼ cup Olivenöl
- Pfeffer zum Abschmecken

Vorbereitung:

Über hoher Hitze sautieren Sie den Knoblauch in Olivenöl bis er braun ist. Fügen Sie die Miesmuscheln und den Spargel hinzu. Braten Sie unter rühren, bis die Miesmuschelschalen beginnen aufzugehen und der Spargel noch weich und nicht knusprig ist. Dies dauert etwa 5-7 Minuten. Rühren Sie die Fischsauce unter. Rangieren Sie Miesmuscheln aus, die nicht aufgegangen sind. Fügen Sie den Basilikum und die grünen Zwiebeln hinzu. Rühren Sie eine weitere Minute oder bis die grünen Zwiebeln dunkelgrün sind. Fügen Sie den Pfeffer zum Abschmecken hinzu. Entfernen Sie alles von der Hitze und Übertragung es auf eine Platte.

Angaben pro Portion:

Portionen: 5 • Portionsgröße: 352 g

Kalorien 335

Gesamtfett 15.4g, Cholesterin 101 mg

Natrium 1402mg, Kalium 1028mg

Gesamtkohlenhydrate 13.7g, Zucker 1.4g

Eiweiß 34.3g

Vitamin A 25 % • Vitamin C 44% • Kalzium 10 % •

Eisen 67 %

16.   Cremiger Kokosnuss Frucht Salat

Kokosnüsse sind sehr nahrhaft und reich an Vitamin C, E, B1, B3, B5, B6, Ballaststoffen und Minerale wie Kalzium, Magnesium phosphorsauer, Eisen, Selen und Natrium. Dies kann ein guter Ersatz zur Kuhmilch sein, weil Kokosmilch laktosefrei ist. Sie enthält auch bedeutende Mengen an Fett und Laurinsäure, die in monolaurin umgewandelt ist, das antibakterielle und antivirale Eigenschaften hat.

Zutaten:

- 1 cup Kokosnussfleisch, gerieben

- 1/2 cup Erdbeeren, halbiert

- ½ cup Trauben

- 1/2 cup Heidelbeeren

- 1/2 cup Apfel, gewürfelt

- 1/2 cup Ananas, gewürfelt

- 1 Kiwi, gehackt

- 400 g. gesüßte Kondensmilch aus der Dose

- 400 g. Kondensmilch

Vorbereitung:

Die Früchte gut abwaschen! Die Erdbeeren, Äpfel, Ananas, und Kiwi schneiden. Alle Zutaten in einer großen Schale mischen und dann ruhen lassen. Guten Appetit!

Angaben pro Portion:

Portionen: 5 • Portionsgröße: 257 g

Kalorien 463

Gesamtfett 18.6g, Cholesterin 50mg

Natrium 191mg, Kalium 742mg

Gesamtkohlenhydrate 64.7 g, Zucker 60.3g

Eiweiß12.9 g

Vitamin A 9% • Vitamin C 64% • Kalzium 45% • Eisen 17%

17.   Cremige Butternuss-Kürbis Suppe

Butternusskürbis ist eine der allgemeinsten Varianten des Winterkürbis. Eine Tasse Butternusskürbis liefert 437% des täglichen Vitaminbedarfs, 52% des Vitamins C, 10% oder mehr von Vitamin E, 7% von Kalzium und 5% von Eisen. Er enthält Vitamin B -6, Magnesium, Nikotinsäure, Thiamin, Folat, Pantothensäure und Mangan. Er wird verwendet, um Blutdruck zu senken, um Asthma zu verhindern, reguliert Diabetes, verhindert Krebs und wirbt für gesunde schauende Haut und Haar.

Zutaten:

- 3 cups Butternusskürbis, gewürfelt
- 1 Tbsp. Knoblauch
- ¼ cup frischer Ingwer, geschnitten in große Stücke
- 1 Tbsp. Zwiebel, gewürfelt
- 2 Tbsp. Olivenöl
- 2 cups Hühnerbrühe
- ½ cup Schmand
- Salz und Pfeffer zum Abschmecken

Vorbereitung:

Über mittlerer Hitze sautieren Sie Knoblauch, Ingwer und Zwiebel in Olivenöl bis Sie durchscheinend sind. Fügen Sie den Kürbis hinzu und alles gut für 1-2 Minuten umrühren. Geben Sie langsam die Hühnerbrühe hinzu und bringen Sie es zum kochen. Senken Sie die Hitze und köcheln lassen, bis der Kürbis weich ist. Lasen Sie es abkühlen und pürieren Sie es dann in Schüben. Fügen Sie den Schmand hinzu und mit Salz und Pfeffer abschmecken. Guten Appetit!

Angaben pro Portion:

Portionen: 3 • Portionsgröße: 346 g

Kalorien 249

Gesamtfett 17.7g, Cholesterin 27mg

Natrium 525mg, Kalium 631mg

Gesamtkohlenhydrate 23.8g, Zucker 4.0 g

Eiweiß 3.1 g

Vitamin A 304% • Vitamin C 52% • Kalzium 10% • Eisen 11%

18.　　Käsiges Truthahn und Avocado Spiegelei Sandwich

Eine Tasse pürierte Avocado hat 27,6 mg Kalzium und 7 mg Ballaststoff. Sie enthält ein hohes Maß an guten Fettsäuren, Eiweiß und Vitamin K, das zusammen mit Vitamin D arbeitet, um zu helfen, Osteoklast zu regulieren. Sie enthält Vitamin C, welches für die Produktion des Kollagens entscheidend ist, Eiweiße, das für gesunde Knochen und Knorpel notwendig ist. Sie enthält auch Bor, das mit Knochenstoffwechsel und Vitamin D verbunden ist, das das Maß an Harnkalzium und die Magnesiumausscheidung reguliert.

Zutaten:

- 2 Scheiben Vollkornbrot
- 1 Tbsp. Avocado, geschält, entkernt und zerstampft
- 1 Ei, gekocht
- 70 g. übrig gebliebener Truthahn, gerieben
- ½ tsp. Mayonnaise
- 1 Scheibe Gruyere Käse

Vorbereitung:

In einem Schälchen mischen Sie den Truthahn mit Majonäse. Beiseite stellen.

Die Avocado auf beiden Scheiben des Weizenbrot streichen. Schichten mit Spiegelei, Truthahn mit Majonäse und Käse auf einer Scheibe Brot. Bedecken Sie das Sandwich mit einer anderen Scheibe Vollweizenbrot und genießen Sie es!

Angaben pro Portion:

Portionen: 1 • Portionsgröße: 116 g

Kalorien 294

Gesamtfett 23.4 g, Cholesterin 226mg

Natrium 562 mg, Kalium 208mg

Gesamtkohlenhydrate 2.3g, Zucker g

Eiweiß 18.8 g

Vitamin A 13% • Vitamin C 3% • Kalzium 32 % • Eisen 7 %

19.   Rind in Tomaten-Sellerie-Suppe

Zwei Tassen frischer Sellerie haben 81 mg Kalzium. Sellerie enthält ein einzigartiges nicht stärkehaltiges Polysaccharid, das für seine entzündungshemmende Eigenschaft bekannt ist. Er ist auch reich an Antioxidationsmitteln wie Vitamin C und Flavonoid

Zutaten:

- 1 cup Sellerie, gehackt
- 200 g. Rind, zerkleinert
- 1 Zwiebel, gehackt
- 2 cups Gemüsebrühe
- 2 400g. Dosentomaten, gewürfelt
- 1 Tbsp. Basilikum

Vorbereitung:

Über mittlerer Hitze sautieren Sie den Sellerie und Zwiebel in Olivenöl bis die Zwiebeln durchscheinend sind. Fügen Sie das gehackte Rindfleisch hinzu und rühren Sie bis alles gleichmäßig braun ist. Geben Sie die gewürfeltem Tomaten und Gemüsebrühe hinzu. Rühren Sie und simmern Sie für 5 Minuten oder bis es leicht kocht.

Angaben pro Portion:

Portionen: 2• Portionsgröße: 207g

Kalorien 216

Gesamtfett 6.4g, Cholesterin 89mg

Natrium 109 mg, Kalium 618 mg

Gesamtkohlenhydrate 6.7 g, Zucker3.0 g

Eiweiß 31.1g

Vitamin A 6% • Vitamin C 9% • Kalzium 4% • Eisen 106%

20.   Gebratenes Kräuterhuhn mit Lauch

Eine Tasse Lauch hat 52,5 mg Kalzium. Er hat eine einzigartige Kombination von Flavonoid und Schwefel enthaltenden Nährstoffen, die Allium genannt werden, die bekannt dafür sind, Antioxidationsmittel zu besitzen, die vor Herzkrankheit und Krebs schützen.

Zutaten:

- 6 pcs. Hühnerkeulen
- 2 Tbsp. Knoblauch
- 2 Tbsp. Zwiebel
- 1 cup Lauch
- 1 cup Karotten
- 2 Tbsp. Mehl
- 1 Tbsp. Thymian
- 1 Tbsp. Petersilie
- ½ cup Olivenöl
- ½ cup Weißwein

Vorbereitung:

Heizen Sie den Ofen auf 450 F° vor.

In einer 9 x13 inch Backform geben Sie den Knoblauch, die Zwiebeln, den Lauch, die Karotten, den Thymian und die Petersilie und übergießen alles mit Olivenöl. Verfeinern mit Salz und Pfeffer.

Reiben Sie die Hühnerkeulen leicht mit Olivenöl ein und würzen Sie mit Thymian, Salz und Pfeffer. Arrangieren Sie diese am über dem Gemüse. Gießen Sie den Weißwein darüber. Backen für etwa 35 bis 40 Minuten. Wenn das Huhn durch ist, laufen die Säfte klar.

Angaben pro Portion:

Portionen: 2 • Portionsgröße: 234 g

Kalorien 568

Gesamtfett 50.7 g, Cholesterin 0mg

Natrium 52mg, Kalium 359mg

Gesamtkohlenhydrate 21.2g, Zucker 5.4 g

Eiweiß 2.3 g

Vitamin A 203% • Vitamin C 21% • Kalzium 8% • Eisen 19%

21. Schokoladen Mandel Haferflocken Kekse mit Kürbiskernen

Eine Tasse Kürbiskerne hat 35,2 mg Kalzium und 262 mg Magnesium. Kürbiskerne sind eine gute Quelle für Vitamins B Komplex, Thiamin, Nikotinsäure, Folaten und Pantothensäure. Der chemische Bestandteil, L Tryptophan, hilft auch die Stimmung zu regulieren.

Zutaten:

- 1 1/2 cup Kürbiskerne, püriert
- 1/2 cup Mandelcreme
- 1 cup Olivenöl
- 2 Tbsp. Extra natives Olivenöl
- 2 cups Honig
- 1 Eigelb
- 1 tsp. Vanilleextrakt
- 1 ¼ cups Mehl
- ½ tsp. Salz
- 1 tsp. Natron
- 3 cups einfache Haferflocken

- 1 cup Kakaopulver

Vorbereitung:

Um die Kürbiskerne zu pürieren, braten Sie die Samen in zusätzlicher reiner Olivenöl über mittlerer Hitze, für 15-25 Minuten oder bis Samen hellbraun sind. Rühren Sie alle 10 Minuten die Samen um. Lassen Sie sie abkühlen und wechseln Sie zu einer Küchenmaschine. Mixen Sie 5 Minuten, bis Konsistenz glatt ist.

Heizen Sie den Ofen auf 350 F vor.

Mit Hilfe eines Elektromixers mixen Sie das Olivenöl, den Honig, die Mandelcreme und das Kürbiskernpüree. Dies sollte etwa 7 Minuten dauern. Fügen Sie das Eigelb und den Vanilleextrakt hinzu. Fahren Sie fort zu mixen, bis die Konsistenz der Mischung glatt ist. In einer separaten Schüssel mischen Sie zusammen die Haferflocken, Mehl, Salz, Backpulver und das Kakaopulver. Fügen Sie der nassen Mischung langsam 1/3 der trockenen Mischung hinzu. Rühren Sie langsam mit der Hand um. Nicht zu sehr vermischen. Fahren Sie fort, die nächsten 1/3 und das nächste Ende durch Einrühren der übrigen 1/3 hinzuzufügen. Schaufeln Sie die Kekse mit Hilfe eines Esslöffels heraus und geben Sie sie auf ein nicht haftendes Backblech. Backen Sie den Keksen, für 10-12 Minuten oder bis die Ecken leicht braun sind.

Angaben pro Portion:

Portionen: 12 • Portionsgröße: 97 g

Kalorien 461

Gesamtfett 29.7 g, Cholesterin 18mg

Natrium 209mg, Kalium 394mg

Gesamtkohlenhydrate 47.7 g, Zucker 29.8 g

Eiweiß 8.1g

Vitamin A 11% • Vitamin C 1% • Kalzium 6% • Eisen 26%

22.   Huhn mit Orangen-Honig-Glasur

Eine Tasse Orangensafts enthält 27,3 mg Kalzium. Während ein Stück, eines mittelgroßes Obst, 65 mg enthält. Eine Studie veröffentlicht in "Nutrition Research" im August 2005, stellte fest, dass die Absorption von Kalzium von fettfreier Milch und Kalzium gestärktem Orangensaft grundsätzlich die Gleichen an 35 Prozent und 36 Prozent war beziehungsweise.

Zutaten:

- 2 cups Huhn, gewürfelt
- 2 Orangen, gepresst
- ¼ cup Fischsauce
- 1/2 cup Honig
- 1 Tbsp. Knoblauch, gehackt
- 1 Tbsp. Ingwer, gehackt
- 1 Tbsp. Lauch
- 1/8 tsp. Pfeffer
- 1 cup Jasminereis

Vorbereitung:

In einer Bratpfanne kombinieren Sie über mittlerer Hitze das Huhn, Honig, Orangensaft, Fischsauce, Knoblauch, Ingwer und Pfeffer. Kochen und Umrühren, bis das Huhn gut gekocht ist und die Sauce klebrig ist, oder für etwa 20 Minuten. Geben Sie den Lauch hinzu und lassen Sie ihn für eine weitere Minute unter rühren kochen, bevor Sie alles von der Hitze nehmen. Genießen Sie alles mit einer Tasse Reis.

Angaben pro Portion:

Portionen: 4 • Portionsgröße: 201 g

Kalorien 343

Gesamtfett 0.1 g, Cholesterin 0mg

Natrium 1392mg, Kalium 252mg

Gesamtkohlenhydrate 83.3g, Zucker 44.1 g

Eiweiß 5.1g

Vitamin A 5% • Vitamin C 83% • Kalzium 5% • Eisen 11%

23.   Rote samtige Muffins mit Sonnenblumenkernen

Eine Tasse Sonnenblumenkerne enthält 400 mg Kalzium. Sie enthalten auch Eiweiß, Ballaststoffe und einfache- und ungesäuerte Fette. Sie sich auch reich an Kalium, Magnesium und Selen.

Zutaten:

- 1/2 cup Sonnenblumensamen
- 1/4 cup Olivenöl
- 1 cup Honig
- 1 Ei
- 1 ¼ Tbsp. Kakaopulver
- 1 tsp. Rote Lebensmittelfarbe
- 1 1/4 cups Mehl
- 1/2 tsp. Salz
- 1 tsp. Vanilleextrakt
- 1/2 cup Milch
- ½ Tbsp. Essig
- 2 Tbsp. Wasser
- 1/2 tsp. Zitronensaft

- 1/2 tsp. Natron

Frischkäse Glasur:

- 4 oz. Frischkäse
- 1/4 cup Olivenöl
- ¾ Tbsp. Stevia
- 1/2 tsp. Vanilleextrakt

Vorbereitung:

Den Ofen auf 350 F° vorheizen.

Das Muffinblech einfetten.

Mit Hilfe eines Elektromixers mischen Sie den Honig und das Olivenöl. Fügen Sie das Ei hinzu und gut vermixen. In einem Schälchen kombinieren Sie das Kakaopulver und die rote Lebensmittelfarbe. Mischen Sie vor dem Wechseln zur Rührschüssel, die das Olivenöl- und Honigmischung enthält. Sieben Sie das Mehl und Salz. Geben Sie es zu der Mischung in der Rührschüssel. Fügen Sie die Vanille, die Milch, den Essig und das Wasser in die Rührschüssel hinzu. In einer separaten Schüssel kombinieren Sie den Zitronensaft und das Natron, bevor Sie es in die

Rührschüssel mit dem Teig. Lassen Sie den Teig gleichmäßig in die Formen fließen. Backen Sie es für 25 Minuten.

Um die Frischkäse Glasur zu machen, vermischen Sie alle Zutaten und mixen Sie gut mit Hilfe eines Elektromixers. Verteilen Sie es gut über die abgekühlten Cupcakes.

Angaben pro Portion:

Portionen: 6 • Portionsgröße: 153 g

Kalorien 526

Gesamtfett 25.2g, Cholesterin 90 mg

Natrium 496mg, Kalium 151mg

Gesamtkohlenhydrate 71.2g, Zucker 49.4 g

Eiweiß 6.9g

Vitamin A 15% • Vitamin C 1 % • Kalzium 6% • Eisen 11%

24.   Zimt-Apfel-Streusel

Zimt verlangsamt den Knochenzusammenbruch und verhindert Osteoporotic Knochenverlust. Ein Esslöffel von Zimt enthält 78,2 mg Kalzium. Zimt ist auch reich an Faser und an Mangan.

Zutaten:

- 6 Äpfel, gewürfelt
- 2/3 cup Mehl
- 2/3 cup Honig
- 1 tsp. Salz
- 1 Tbsp. Zimt
- 6 Tbsp. Olivenöl
- 1 Tbsp. Olivenöl

Vorbereitung:

Den Ofen auf 350 F° vorheizen und eine 8x9 Backform einschmieren mit Olivenöl.

Stellen Sie die Äpfel in die Backform.

Um die Streusel in einer mittleren Schüssel zu machen, mischen Sie das Mehl, Honig, Salz und Zimt. Fügen Sie das Olivenöl hinzu. Knetet Sie den Teig mit den Hände, bis die Mischung krümelig und sandig ist. Nicht zu sehr vermischen. Geben Sie die Streusel auf die Äpfel, bis sie komplett bedeckt sind. Backen lassen für 45 min bis 1 Stunde oder bis es goldbraun ist und die Äpfel durchgekocht sind.

Angaben pro Portion:

Portionen: 8 • Portionsgröße: 173 g

Kalorien 248

Gesamtfett 10.7 g, Cholesterin 23mg

Natrium 356mg, Kalium 176mg

Gesamtkohlenhydrate 39.4g, Zucker 26.0g

Eiweiß1.6 g

Vitamin A 5% • Vitamin C 17% • Kalzium 2% • Eisen 7%

25.   Hühnersalat mit Pilzen in Sesamsamen-Dressing

Sesamsamen sind eine ausgezeichnete Quelle für Magnesium, Kupfer, Kalzium, Phosphorsauer, Eisen, Zink, Molybdän und Selen. Ein Esslöffel von Sesamsamen ohne Schale enthält 37 mg Kalzium. Zink hilft, Die Dichte der Mineralien in den Knochen zu steigern.

Zutaten:

- 1 Tbsp. Geröstete Sesamsamen, gemahlen
- ½ cup Hühnerbrustfilet, gewürfelt
- 1 mittelgroßer Kopfsalat
- 1 cup Spinat
- ¾ cup Shiitake Pilze, fein geschnitten
- 1/2 cup Tomaten, gehackt
- 1 Tbsp. Zwiebeln, gehackt
- 1 Tbsp. Olivenöl
- Salz und Pfeffer zum Abschmecken

Salatdressing

- ½ Tbsp. Sesamöl
- ½ Tbsp. Olivenöl

- ½ cup Dashi

- 1/3 cup Fischsauce

- 2 Tbsp. Honig

Vorbereitung:

In einem Schälchen machen Sie die Salatsoße durch das Mischen von Sesamöl, Olivenöl, Dashi, Fischsauce und Honig.

In einer mittelgroßen Schüssel mischen Sie alle Gemüse.

Würzen Sie das Huhn und Shiitake Pilz mit Salz und Pfeffer und sautieren alles zusammen mit den Zwiebel in Olivenöl über mittlerer Hitze. Kochen Sie, bis die Zwiebeln durchscheinend sind und Huhn gut durch gebraten ist. Entfernen von der Hitze und geben Sie es in den Salat.

Gießen Sie das Sesamsamen-Dressing über den Salat und Guten Appetit!

<u>Angaben pro Portion:</u>

Portionen: 2 • Portionsgröße: 395 g

Kalorien 371

Gesamtfett 21.5g, Cholesterin 31mg

Natrium 2580mg, Kalium 710mg

Gesamtkohlenhydrate 32.5 g, Zucker 17.8 g

Eiweiß 16.9 g

Vitamin A 36 % • Vitamin C 30% • Kalzium 13% • Eisen 43%

26.   Roastbeef Sandwich mit Brunnenkresse

Es wird angenommen, dass Brunnenkresse das Blut reinigt. Es hat mehr Eisen als Spinat, mehr Vitamin C als Orangen und mehr Kalzium als ein Glas Milch. Es kann auch Karzinogene hemmen und enthält Phytonutrients, die helfen Krankheit zu verhindern.

Zutaten:

- 3 oz. Rostbeef, fein geschnitten
- 1 tsp. Olivenöl
- 1 große weiße Zwiebel, geschnitten zu Ringen
- 1/8 tsp. Knoblauchpulver
- Salz und Pfeffer
- ¼ cup Brunnenkresse
- 1 französisches Brot
- 4 oz. Provolone Käse, fein geschnitten

Vorbereitung:

Reiben Sie das Roastbeef sanft mit Olivenöl ein und verfeinern es mit Knoblauchpulver, Salz und Pfeffer. Braten Sie es in einem Ofen bei 250 F° für 10 Minuten.

Über mittlerer Hitze sautieren Sie die Zwiebel in Olivenöl bis sie leicht braun sind. Verfeinern mit Salz und Pfeffer.

Schneiden Sie das französische Brot in zwei Hälften. Legen Sie das Roastbeef auf die obere Hälfte des Brots, eine Schicht mit Brunnenkresse, gefolgt von karamellisierten Zwiebeln, dann der Käse. Grillen Sie alles für 2 Minuten, bis der Käse geschmolzen ist. Servieren und Genießen Sie es!

Angaben pro Portion:

Portionen: 2 • Portionsgröße: 214g

Kalorien 281

Gesamtfett 17.6g, Cholesterin 39mg

Natrium 505mg, Kalium 308mg

Gesamtkohlenhydrate 15.4g, Zucker 6.7g

Eiweiß 16.3g

Vitamin A 11% • Vitamin C 21% • Kalzium 46% • Eisen 4%

27.   Hühnercurry mit grüner Papaya

Papaya ist reich an Vitamin C, welches freie Radikale aus dem Körper entfernt, das Immunsystem ankurbelt und entzündungshemmend wirkt. Er ist auch reich an Vitamin K, das hilft Kalzium zu absorbieren und reduziert die Ausscheidung von Kalzium im Urin.

Zutaten:

- 500 g. Hühnerbrustfilets, in Streifen geschnitten
- 2 cups grüne Papaya, geschnitten in 2"
- 2 Tsp. Currypulver
- 2 Tbsp. Vegetarisches Öl
- 1 Zwiebel, fein geschnitten
- 2 Tbsp. Knoblauch, gehackt
- 1 Tbsp. Ingwer
- 2 cups Kokosnussmilch
- 1 cup Jasminereis, gekocht

Vorbereitung:

Über mittlerer Hitze sautieren Sie den Knoblauch bis er braun und die Zwiebeln durchscheinend sind. Fügen Sie das

Currypulver hinzu und werfen Sie das Huhn hinein. Kochen Sie bis es hellbraun ist oder für etwa 5-7 Minuten. Fügen Sie die Papaya, Hühnerbrühe und die Kokosmilch hinzu. Senken Sie die Hitze und simmern Sie, bis die Sauce cremig und dick ist oder für etwa 10 Minuten. Mit Salz und Pfeffer abschmecken. Am besten genießen mit Reis.

Angaben pro Portion:

Portionen: 6 • Portionsgröße: 301 g

Kalorien 519

Gesamtfett 30.4g, Cholesterin 74mg

Natrium 340mg, Kalium 542mg

Gesamtkohlenhydrate 32.4 g, Zucker 3.8g

Eiweiß 30.1g

Vitamin A 1% • Vitamin C 8% • Kalzium 4% • Eisen 21%

28.   Cream Dory mit Mangold

Mangold stellt durch Kalzium, Magnesium und Vitamin K. ausgezeichnete Knochenunterstützung bereit. Vitamin K1 verhindert im Besonderen übermäßige Aktivierung von Osteoclast Zellen, die unten Anderem für Knochenbrüche verantwortlich sind. Außerdem zeigen freundliche Bakterien in den Därmen, dass Vitamin K1 in Vitamin K2 umgewandelt wird, Osteocalcin, das das größere Nicht-Kollagen Eiweiß im Knochen aktiviert.

Zutaten:

- 1 Tbsp. Olivenöl
- 2 Tbsp. Knoblauch
- 4 Cream dory Filet
- 12 cups Mangoldblätter, geschnitten in 2" Stücke
- 2 Tbsp. Zitronensaft
- 2 Tbsp. Olivenöl
- 1/8 tsp. Salz
- 1/8 tsp. Pfeffer

Vorbereitung:

Würzen Sie das Cream Dory Filet leicht mit Olivenöl, Salz und Pfeffer.

In einer Pfanne sautieren Sie über mittlerer Hitze Knoblauch in Olivenöl bis er braun ist. Fügen Sie die Cream Dory Filet hinzu und kochen sie bis es hellbraun ist, auf beiden Seiten oder für etwa 2 Minuten auf jeder Seite. Fügen Sie den Zitronensaft hinzu. Den Mangold hinzugeben und kochen bis er weich ist oder für etwa 4 Minuten. Verfeinern mit Salz und Pfeffer.

<u>Angaben pro Portion:</u>

Portionen: 2 • Portionsgröße: 262g

Kalorien 229

Gesamtfett 20.5 g, Cholesterin 15mg

Natrium 655mg, Kalium 876mg

Gesamtkohlenhydrate 11.3g, Zucker 2.8g

Eiweiß 4.6g

Vitamin A 268% • Vitamin C 124% • Kalzium 13% • Eisen 23%

29.   Süße asiatische Seetangnudeln

Seetang absorbiert zahlreiche Nährstoffe von seiner umliegenden Meeresumgebung. Darum ist er sehr reich an Vitaminen, Spurenelementen, Enzymen und Mineralen. Seetang ist bekannt dafür, mehr Kalzium als Grünkohl oder Blattkohl zu haben.

Zutaten:

- 1 Packung Seetangnudeln, weich durch waschen
- 1/4 cup gluten-freies Tamari
- 1/2 cup Gemüsebrühe
- 1 Tbsp. Reisweinessig
- 1 Tbsp. Sesamöl
- 1 Tbsp. Sesamsamen
- 1 tsp. Speisestärke
- 3 Tbsp. Honig
- 1 kleine Zwiebel, gewürfelt
- ¼ cup Lauch, gehackt
- 1 Tbsp. Knoblauch, gehackt
- ¼ cup Ingwer, geschält dann gerieben

- ½ cup grüne Paprika, fein geschnitten

- 1 cup Brunnenkresse

- 1 /2 cup Karotten

- 1 cup Shiitake Pilze, geschnitten

Vorbereitung:

Erhitzen Sie eine Wok über hoher Hitze. Braten Sie unter Rühren den Knoblauch, Zwiebeln, Lauch und Paprika für 3 Minuten. Fügen Sie den Ingwer, die Karotten, die Brunnenkresse und die Pilze hinzu. Rühren Sie, bis das Gemüse zart ist. Fügen Sie die Tamari, die Gemüsebrühe, die Speisestärke, den Honig, den Reisweinessig und das Sesamöl hinzu. Gut verrühren. Reduzieren Sie die Hitze und rühren Sie stetig, bis die Sauce eingedickt ist oder für etwa 2 Minuten. Die Seetangnudeln hinzugeben und Sesamsamen darüber streuen. Heiß genießen!

<u>Angaben pro Portion:</u>

Portionen: 3 • Portionsgröße: 324 g

Kalorien 256

Gesamtfett 7.5g, Cholesterin 0mg

Natrium1843 mg, Kalium 512mg

Gesamtkohlenhydrate 43.3 g, Zucker 18.0g

Eiweiß 8.1g

Vitamin A 80% • Vitamin C 56% • Kalzium 24% • Eisen 30%

30. Bananenkuchen

Banane ist reich an einem Kohlehydrat, das Fructooligosaccharides genannt wird, das die Zunahme der Produktion von Verdauungsenzymen ermöglicht und der Vitamine helfen, wichtige Knochen stärkende Nährstoffe wie Kalzium und Magnesium zu absorbieren.

Zutaten:

- 3 cups Mehl

- 2 2/3 cups schwarze Melasse

- 1 cup Olivenöl

- 4 reife Bananen, zerdrückt

- 1/4 cup Milch

- 2 Eier

- 1 tsp. Vanilleextrakt

Vorbereitung:

Heizen Sie den Ofen auf 350 F° vor.

Mischen Sie den Honig und das Olivenöl, bis sie gut vermischt sind. Zerstampfen Sie oder pürieren Sie die Banane, mithilfe einer Küchenmaschine. Wechseln Sie zur

Olivenöl- und Honigmischung. In einem Schälchen schlagen Sie die Eier. Geben Sie es dann in die Rührschüssel. Mischen Sie die ganzen übrige Zutaten. Vermischen Sie es gut, bis Konsistenz dick, aber glatt ist. Geben Sie die Mischung in die eingeschmierte 9 inches runde Backform. Backen lassen für 40 Minuten.

Angaben pro Portion:

Portionen: 12 • Portionsgröße: 175 g

Kalorien 510

Gesamtfett 16.7g, Cholesterin 28mg

Natrium 41mg, Kalium 1255mg

Gesamtkohlenhydrate 87.7 g, Zucker 45.7g

Eiweiß 4.8g

Vitamin A 11% • Vitamin C 6% • Kalzium17 % • Eisen 28%

31. Truthahn mit Kohl in Wallnusssauce

Eine Tasse gekochter Grünkohl hat 1,062 mg. Vitamin K mehr als 1.300% des empfohlenen täglichen Bedarfs. Vitamin K ist für den gesundem Knochenaufbau wichtig. Vitamin K reguliert in Verbindung mit Vitamin D die Osteoclast Produktion.

Zutaten:

- 1 lb. Kohl
- 300g. Truthahn
- 1 Tbsp. Knoblauch, fein gehackt
- 2 Tbsp. Zwiebel, gehackt
- 1 Tbsp. Olivenöl
- Salz zum Abschmecken

Wallnusssauce:

- 1 Scheibe Französisches Brot, Kruste entfernt
- ½ cup Milch
- 3 cups Walnüsse
- 2 Tbsp. Knoblauch, gehackt
- 2 Tbsp. Zwiebel, fein gewürfelt

- 1 Tbsp. Paprika
- 1/4 tsp. Cayenne Pfeffer
- 2 cups Truthahnbrühe
- Salz

Vorbereitung:

Kochen Sie den Truthahn für 2-3 Stunden über niedriger Hitze. Lassen Sie die Brühe abtropfen und stellen Sie es beiseite. Zerkleinern Sie den Truthahn und stellen Sie ihn beiseite.

Dämpfen Sie den Grünkohl bis er weich ist oder für etwa 10 Minuten. Gut abtropfen lassen.

Um die Wahlnusssauce zu machen, weichen Sie das Brot in Milch ein. Mischen Sie das eingeweichte Brot mit Walnüssen, Knoblauch, Zwiebel, Salz, Cayenne, Paprika und abgetropften Truthahnbrühe. Mischen Sie alles gut und vermischen Sie es in Schüben, bis die Konsistenz glatt ist.

In einer großen Bratpfanne über mittlerer Hitze sautieren Sie den Knoblauch in Olivenöl bis er braun ist. Fügen Sie der

Bratpfanne Grünkohl hinzu. Kochen lassen bis die Blätter weich sind oder für etwa 5 Minuten. Geben Sie den zerkleinerten Truthahn hinzu. Rühren Sie für eine Weile. Geben Sie es auf einen Servierteller und gießen Sie Wahlnusssauce darüber. Genießen Sie es!

Angaben pro Portion:

Portionen: 10 • Portionsgröße: 137 g

Kalorien 340

Gesamtfett 25.5g, Cholesterin 24mg

Natrium 115mg, Kalium 553mg

Gesamtkohlenhydrate12.5 g, Zucker 1.3g

Eiweiß 20.2 g

Vitamin A 148 % • Vitamin C 94% • Kalzium 11% •

Eisen29 %

32.   Brombeeren Ahornsirup Crêpe

Wie Spinat sind Pflaumen, Äpfel und Brombeeren reich an Bioflavonoid und Vitamin C. Seine dunkle Farbe zeigt an, dass sie ein hohes Maß an Antioxidationsmittel enthalten. Sie enthalten auch ein hohes Maß an Kalzium und Magnesium, das der Kalzium- und Kaliumabsorption im Körper hilft. Das Phosphorsaure hilft dabei, Kalzium zu regulieren und hilft dabei starke Knochen aufzubauen und die richtige zellulare Funktion zu halten.

Zutaten:

- 1/2 cup. Brombeeren
- 1 cup Mehl
- 2 Eier
- 1 cup Milch
- 1/4 cup Wasser
- 4 Tbsp. Olivenöl
- 4 Tbsp. Ahornsirup
- ½ cup Honig
- 1/8 tsp. Salz

Vorbereitung:

Kombinieren Sie Brombeeren und Ahornsirup in einem kleinen Kochtopf über mittlerer Hitze. Entfernen von der Hitze und abkühlen lassen.

Schlagen Sie die Eier mit dem Salz. Langsam fügen Sie die Milch hinzu und wechseln Sie sich mit dem Mehl ab. Gut mischen. Honig und Olivenöl unterrühren.

Fetten Sie eine 8 "Durchmesser beschichtete Bratpfanne ein und in die obere Hälfte des Ofens stellen und über mittlerer Stufe erhitzen. Geben Sie ungefähr ¼ Tasse Teig dazu in die Mitte der Pfanne. Verbreiten Sie sie dünn und gleichmäßig durch Hochheben der Pfanne und mit sanften Bewegungen Ihrer Hand in einer kreisförmigen Bewegung. Mit Hilfe eines Spachtels sanft den Krepp auf die andere Seite wenden, sobald ein feines Muster erkennbar ist. Lassen Sie den Crêpe nicht anbrennen. Geben Sie die Brombeeren und den Ahornsirup in die Mitte des Crêpes. Falten Sie ihn in der Hälfte und übertragen ihn auf eine warme Platte

Angaben pro Portion:

Portionen: 4 • Portionsgröße: 163 g

Kalorien 330

Gesamtfett 15.3g, Cholesterin 117mg

Natrium 218mg, Kalium 142mg

Gesamtkohlenhydrate 40.5g, Zucker 14.9g

Eiweiß 8.1g

Vitamin A 10% • Vitamin C 0% • Kalzium 11% • Eisen 12%

33. Grüne Rüben Suppe

Grüne Rüben sind voller Folat, Antioxidationsmitteln und Kalzium. Der sichtlich bittere Geschmack des Rübenblattgemüses wird mit seiner Gegenwart des konzentrierten Maßes an Kalzium in veränderlichen Formen wie Kalzium Chlorid verbunden, Kalzium Sulfat, Kalzium sondert Milch ab, Kalzium Pektat und andere Formen.

Zutaten:

- 1 tsp. Vegetarisches Öl
- 1 lb. Geräucherte Würste, fein geschnitten
- 4 Tbsp. Zwiebel, gehackt
- 5 cups Hühnerbrühe
- 2 20oz. Dosen Rüben
- 2 14 oz. Dosen Cannellini Bohnen
- 1 Packung vegetarischer Suppenmix
- 1 tsp. Scharfe Pfeffersauce
- 1 tsp. Knoblauchpulver
- Salz und Pfeffer zum Abschmecken

Vorbereitung:

In einer Bratpfanne über mittlerer Hitze bräunen Sie die Wurst leicht in Pflanzenöl an. Alle anderen Zutaten hinzu fügen und köchern lassen, bis gewünschtes Aroma erreicht ist, oder für etwa 30 Minuten. Servieren Sie es heiß und genießen Sie!

Angaben pro Portion:

Portionen: 12 • Portionsgröße: 311 g

Kalorien 400

Gesamtfett 12.5g, Cholesterin 32mg

Natrium 655mg, Kalium 1414mg

Gesamtkohlenhydrate47.3 g, Zucker 2.7g

Eiweiß 26.5g

Vitamin A 219% • Vitamin C 100% • Kalzium 28% • Eisen 40%

34.   Bananen Dattel Nuss Kuchen

Braune Datteln haben einen guten Nährwert und sind normalerweise voll mit allen natürlichen Ballaststoffen, Vitaminen und Mineralen. Sie sind kalorienarm und enthalten kein Cholesterin.

Zutaten:

- 3 reife Bananen, zerdrückt
- 1/2 cup braune Datteln, klein geschnitten
- 1/2 cup Walnuss
- 2 cups Honig
- 3/4 cup Olivenöl
- 1½ cups Mehl
- 3 Eier
- 6 Tbsp. Milch
- 1 tsp. Vanilleextrakt

Vorbereitung:

Heizen Sie den Ofen auf 350 F vor.

Schlagen Sie das Olivenöl und den Honig, bis es glatt ist. Fügen Sie die Eier und Milch hinzu. Fügen Sie das Mehl hinzu und verrühren Sie alles gut. Fügen Sie die Vanille, Bananen, braune Datteln und Walnüsse hinzu. Mischen Sie, bis die Konsistenz glatt ist. Wechseln Sie zu einer eingefetteten Pfanne und backen Sie 1 Stunde.

Angaben pro Portion:

Portionen: 8 • Portionsgröße: 186 g

Kalorien 575

Gesamtfett 14.2g, Cholesterin 108mg

Natrium 152mg, Kalium 332mg

Gesamtkohlenhydrate 87.9g, Zucker63.3 g

Eiweiß7.7 g

Vitamin A 13% • Vitamin C 7% • Kalzium 4% • Eisen 10%

35.   Schnelles Erdnussbutter Zimt Rosinen Sandwich

Rosine ist eine sehr gute Quelle an Bor, einem Micronutrient, das für die richtiger Knochenformung und effizienter Kalzium Absorption wichtig ist. Bor ist besonders hilfreich beim Verhindern der Osteoporose unter menopausalen Frauen und es hat sich gezeigt, das es helfen kann Knochen- und Gemeinschaftskrankheit zu verhindern.

Zutaten:

- 2 Scheiben Vollkornbrot
- 1 1/2 Tbsp. Erdnussbutter
- 1 tsp Rosinen
- 1/8 tsp. Zimt

Vorbereitung:

In einer kleinen Rührschüssel verbinden Sie alle Zutaten und mischen Sie gut. Breiten Sie sich großzügig auf einer Scheibe Weizenbrot aus und genießen Sie!

Angaben pro Portion:

Portionen: 1 • Portionsgröße: 83 g

Kalorien 289

Gesamtfett14.0g, Cholesterin 0mg

Natrium 375mg, Kalium 319mg

Gesamtkohlenhydrate 30.5g, Zucker 7.2g

Eiweiß 13.3g

Vitamin A 0% • Vitamin C 0% • Kalzium7 % • Eisen 21%

36.　　Gebratene Hühner Nudeln mit Feigen

Getrocknete Feigen haben eine hohe Konzentration an Kalzium, Kalium, Ballaststoffen und Zucker. Nur zwei von diesen liefern 55 mg. von knochengesundem Kalzium, fast 6% des Tagesdurchschnittsbedarfs ausmacht.

Zutaten:

- 350 g. Eiernudeln
- 300g. Hühnchen, in Streifen geschnitten
- 3/4 cup Zwiebeln, gehackt
- 1 Tbsp. grüne Zwiebeln
- 4 Tbsp. Olivenöl
- 10 getrocknete Feigen, grob gehackt
- 3/4 cup Honig
- 3 Tbsp. Zitronensaft
- 2 Tbsp. Knoblauch, gehackt
- 1 tsp. Salz
- 1 tsp. Paprikapulver

Vorbereitung:

Kochen Sie die Nudeln entsprechend der Paketanweisungen. Gießen Sie die Nudeln ab und stellen Sie beiseite.

In einer großen Bratpfanne köcheln Sie über mittlerer Hitze Sie Zwiebeln in Olivenöl bis Sie durchscheinend sind. Fügen Sie das Huhn hinzu und kochen Sie es bis es hellbraun ist. Fügen Sie den Knoblauch, die Feigen, den Honig, Zitronensaft und das Salz hinzu. Bringen Sie alles zum kochen. Hitze runter drehen und die Pfanne mit einem Deckel abdecken und köcheln lassen für 20 Minuten oder bis Mischung dick ist. Fügen Sie das Grün hinzu, die Zwiebel und Paprika dann rühren. Rühren Sie die Nudeln unter und servieren Sie es dann.

Angaben pro Portion:

Portionen: 10 • Portionsgröße: 131 g

Kalorien 264

Gesamtfett 6.7g, Cholesterin 44mg

Natrium 289mg, Kalium 315mg

Gesamtkohlenhydrate 43.5g, Zucker 30.6g

Eiweiß 10.5g

Vitamin A 5% • Vitamin C 6% • Kalzium 5% • Eisen 7%

37.   Bananen Walnuss Rosinen Haferbrei

Haferbrei macht ein ideales Frühstücksessen aus, da es füllend ist und viele gesundheitliche Vorteile hat. Es ist voll mit Ballaststoffen und Kalzium. Eine Tasse Haferflocken enthält 187.2 mg Kalzium.

Zutaten:

- 1 1/2 cup normale Haferflocken
- 1/8 tsp. Zimt
- 1 tsp. Rosinen
- 2 tsp. Zerdrückte Walnüsse
- 1/2 cup Bananen, geschnitten
- 1 cup Wasser
- 1 cup Milch
- 2 Tbsp. Ahornsirup

Vorbereitung:

Kochen Sie die Haferflocken in Wasser und Milch. Kochen lassen unter ständigem rühren. Wechseln Sie zu einer Schüssel und geben Sie alle anderen Zutaten dazu.

Angaben pro Portion:

Portionen: 4 • Portionsgröße: 182 g

Kalorien 200

Gesamtfett 4.1g, Cholesterin 5mg

Natrium 34mg, Kalium247 mg

Gesamtkohlenhydrate 35.5g, Zucker 11.8g

Eiweiß 6.6g

Vitamin A 1% • Vitamin C 3% • Kalzium 10% • Eisen 9%

38.   Kaktusfeige mit Äpfeln und Erdbeeren Smoothie

Kaktusfeigen enthalten ein hohes Maß an Kalzium. Es ist reich an Vitamin C, B Komplex, Magnesium, Kupfer, Ballaststoff und Kalium. Kaktusfeigen haben ein hohes Niveau von flavonoid, polyphenol und betalains.

Zutaten:

- 1 cup Kaktusfeige
- 3 cups Äpfel
- 1 cup Erdbeeren
- 1 cup Naturjoghurt
- 1 cup Eis

Vorbereitung:

Geben Sie alle Zutaten in einen Mixer. Gute vermischen und dann in ein gekühltes Glas geben. Guten Appetit!

Angaben pro Portion:

Portionen: 4 • Portionsgröße: 179 g

Kalorien 98

Gesamtfett 1.0g, Cholesterin 4mg

Natrium 44mg, Kalium 286mg

Gesamtkohlenhydrate18.4 g, Zucker 14.6g

Eiweiß4.0 g

Vitamin A 1% • Vitamin C 46% • Kalzium 12% • Eisen3 %

39.   Hühner Aprikosen Salat

Aprikose ist reich an Eisen, Vitamin A, C, Betakarotin und Kalium. Das Vitamin K in Aprikosen verbessert die Knochengesundheit, während es das Auftreten von Knochenbrüchen senkt. Zwei Unzen getrocknete Aprikosen enthalten 52 mg. Kalzium.

Zutaten:

- 200g. Übrig gebliebenes Hühnchen, zerteilt
- 1 cup Aprikosen, zerkleinert
- 1/2 cup Pecanüsse
- 1 mittelgroßer Kopfsalat
- 3/4 cup Kartoffeln, gedämpft und gewürfelt

Dressing

- 3/4 cup Mayonnaise
- 1/4 cup Senf
- 2 Tbsp. Honig

Vorbereitung:

Für das Dressing alle Zutaten vermischen.

In einer mittelgroßen Schale das Gemüse mit den Aprikosen und Pecanüssen vermischen. Das Dressing darüber geben und genießen!

Angaben pro Portion:

Portionen: 6 • Portionsgröße: 175 g

Kalorien 250

Gesamtfett13.0 g, Cholesterin 33mg

Natrium 235mg, Kalium 333mg

Gesamtkohlenhydrate 22.5g, Zucker11.2 g

Eiweiß 12.5g

Vitamin A 12% • Vitamin C 15% • Kalzium 5% • Eisen 15%

40.   Cremige Zwiebel Suppe

In einer an der Universität von Basel betriebenen Forschung haben sie das beobachtet die Zwiebel Peptid GPCS (γ-glutamyl-propenyl-cysteine sulfoxide) reduziert Knochenzusammenbruch in Ratten. Das hohe Maß an Schwefel in Zwiebeln beeinflusst die Formung von Bindegeweben von Knorpeln und auch Sehnen.

Zutaten:

- 4 cups Zwiebeln

- 2 Tbsp. Olivenöl

- 2 Tbsp. Knoblauch

- 3 cups Hühnerbrühe

- 1 Hühnerbrühwürfel

- 1 cup Sahne

- 3 Tbsp. Mehl

- 1 1/2 cup Milch

- 1/4 cup Cheddar Käse, gerieben

- 1/8 tsp. Pfeffer

Vorbereitung:

Um die weiße Sauce in einem kleinen Kochtopf über mittlerer Hitze zu machen, fügen Sie das Olivenöl und dann da Mehl hinzu, bis es dick ist. Gießen Sie langsam die Milch zu dem Mehl und konstant rühren, bis die Mischung dick ist. Rühren Sie die Sahne ein. Beiseite stellen.

In einem mittelgroßen Kochtopf kochen Sie von niedriger bis mittlerer Hitze Knoblauch und Zwiebel in Olivenöl bis sie weich sind. Rühren Sie häufig. Fügen Sie die Hühnerbrühe, Fleischbrühwürfel und Pfeffer hinzu und gelegentlich umrühren.

Geben Sie der Zwiebel Mischung die weiße Sauce und den Cheddar Käse hinzu. Köcheln Sie auf mittlerer niedriger Hitze, bis das Käse geschmolzen ist und Zutaten alle vermischt sind, und rühren Sie gelegentlich um. Senken Sie Hitze und kochen lassen für weitere 30 zu 45 Minuten.

Angaben pro Portion:

Portionen: 6 • Portionsgröße: 281 g

Kalorien 151

Gesamtfett 6.5g, Cholesterin 19mg

Natrium 563mg, Kalium 288mg

Gesamtkohlenhydrate16.0 g, Zucker 7.3g

Eiweiß7.4 g

Vitamin A 3% • Vitamin C 10 % • Kalzium 15% • Eisen 4%

41.   Leche flan

Regelmäßiger Verbrauch von Milchprodukten wird mit günstigeren Tarifen von Osteoporose und besserer Knochengesundheit verbunden. Milch enthält hohes Maß an Phosphat, das Kalzium Bewahrung steigert und Knochengesundheit verbessert.

Zutaten:

- 1 cup Ahornsirup
- 7 Eier
- 400g Kondensmilch
- 380g. Haltbare Milch

Vorbereitung:

Fetten Sie die Auflaufform ein.

Rühren Sie zusammen die haltbare Milch und die Kondensmilch in einer Rührschüssel, bis sie gründlich vermischt sind. Klopfen Sie die Eier einzeln in die Mischung dazu. Die fertige Mischung sollte leicht, weich und cremig sein. Fügen Sie 1 tsp. Vanilleextrakt hinzu. Die Masse in die

Auflaufform geben. In den Kühlschrank stellen und kalt servieren.

Angaben pro Portion:

Portionen: 8 • Portionsgröße: 144 g

Kalorien 310

Gesamtfett 11.8g, Cholesterin 174mg

Natrium 168mg, Kalium 381mg

Gesamtkohlenhydrate 40.6g, Zucker 40.6g

Eiweiß 12.0g

Vitamin A 9% • Vitamin C 4% • Kalzium 29% • Eisen 5%

42.   Heidelbeeren und Joghurt Pfannkuchen

Eine Tassen Joghurt enthält 42% des empfohlenen täglichen Maßes an Kalzium. Joghurt ist eine ausgezeichnete Quelle an Kalzium, Vitamin B2, B12, Kalium und Magnesium. Er ist reich an Probiotic, welches das Immunsystem verbessert.

Zutaten:

- 1 ½ cups Mehl

- 2 Tbsp. Honig

- 120 mL magerer Naturjoghurt

- 1 cup Heidelbeeren, gefroren

- 2 tsp. Backpulver

- ½ tsp. Natron

- ½ tsp. Salz

- 1 ½ cups Milch

- 2 Tbsp. Olivenöl

- 2 Eier

Vorbereitung:

In einer großen Schüssel kombinieren Sie und schlagen Sie das Mehl, Backpulver, Backpulver und Salz. In einer separaten Schüssel verbinden Sie und mischen Sie die Milch, die Eier, den Joghurt, das Olivenöl und Speiseöl. Vermischen Sie diese mit der Mehl- und Backpolvermischung. Mischen Sie gut, bis Teig glatt ist. Fügen Sie die eingefrorenen Beeren hinzu. Auf einer Crêpepfanne erhitzen Sie über mittelhoher Hitze das Öl. Mischen Sie den Teig zuerst, bevor Sie den Teig auf die Crêpepfanne geben. Braten Sie den Teig, bis er hellbraun ist oder über zwei Minuten, dann auf die andere Seite drehen. Nehmen Sie den Pfannkuchen von der Crêpepfanne und geben Sie ihn auf eine Servierplatte.

Angaben pro Portion:

Portionen: 4 • Portionsgröße: 214 g

Kalorien 344

Gesamtfett 10.4 g, Cholesterin 105mg

Natrium 568mg, Kalium 414mg

Gesamtkohlenhydrate 52.9g, Zucker14.0 g

Eiweiß 11.0g

Vitamin A 6% • Vitamin C 10% • Kalzium 24% • Eisen 18%

43.   Vanille mit Chiasamen

Chia Samen enthalten fast dasselbe Maß an Kalzium wie eine Tasse Milch. Sie sind reich an Omega -3 Fettsäuren, die helfen das Risiko von Herzkrankheit und Schlaganfällen zu senken. Es enthält auch ein hohes Maß an Ballaststoffen.

Zutaten:

- ½ cup Mandelmilch
- 2 Tbsp. Honig
- 1 Tbsp. Kakaopulver
- 1 Tbsp. Chiasamen
- 1 cup Eis
- 1 Tbsp. Vanilleextrakt
- Schlagsahne zum garnieren

Vorbereitung:

Kochen Sie die Mandelmilch mit Vanilleextrakt in 4 oz. Wasser. Abkühlen lassen. Wechseln Sie zu einem Mixer zusammen mit dem übrigen Zutaten. Geben Sie alles in ein gekühltes Glas und genießen Sie es!

Angaben pro Portion:

Portionen: 2 • Portionsgröße: 84 g

Kalorien 209

Gesamtfett 14.8g, Cholesterin 0mg

Natrium 10mg, Kalium 237mg

Gesamtkohlenhydrate 17.6g, Zucker14.9 g

Eiweiß 1.9g

Vitamin A 0% • Vitamin C 3% • Kalzium 1% • Eisen8 %

44.   Räucherlachs Salat mit Dill

Zutaten:

- 1 cup Räucherlachs, fein geschnitten
- 1 tsp Zitronensaft
- 2 Tbsp. Olivenöl
- 1 Tbsp. Dill
- 2 Kopfsalate

Vorbereitung:

In einer mittleren Schüssel mischen Sie den Dill, Zitronensaft und das Olivenöl. Fügen Sie den Räucherlachs und die Mischung hinzu, bis der Lachs völlig in der Olivenölmischung bedeckt ist. Geben Sie den Kopfsalat hinzu und vermischen Sie alles gut. Guten Appetit!

<u>Angaben pro Portion:</u>

Portionen: 2 • Portionsgröße: 343 g

Kalorien 169

Gesamtfett 14.7g, Cholesterin0 mg

Natrium 21mg, Kalium 511mg

Gesamtkohlenhydrate 10.6g, Zucker 3.3g

Eiweiß 1.8g

Vitamin A 2% • Vitamin C 28% • Kalzium 3% • Eisen 53%

45.   Heringsfilets Gemüsesalat

Hering ist reich an Vitamin D, B -12 Omega 3 Fettsäuren, Zink und Kalzium. Eine Portion Heringsfilet enthält 110 mg Kalzium. Das Eiweiß im Hering fördert Muskelreparatur und Entwicklung. Sein Kalzium liefert eine bessere Knochengesundheit.

Zutaten:

- 2 Heringsfilets
- 1 Tbsp. Weißwein
- ¼ cup Zwiebelringe
- 1/8 tsp. Salz
- 1/8 tsp. Pfeffer
- 1 große Karotten, gerieben
- ¼ cup Zitronensaft
- ½ tsp. Dill, fein gehackt
- 2 Lorbeerblätter
- 1 Tbsp. Weißweinessig
- 1 Packung Mesclun-Salat
- 1 Tbsp. Olivenöl

Vorbereitung:

In einer Schüssel Karotten mit Zitronen und Weißweinessig vermengen. Fügen Sie den Dill hinzu und mit Salz und Pfeffer abschmecken.

Den Hering mit Salz und Pfeffer würzen.

In einer mittelgroßen Bratpfanne fügen Sie über mittlerer Hitze das Olivenöl, die Zwiebeln und die Lorbeerblätter hinzu. Fügen Sie den Hering hinzu. Kochen Sie 1 ½ Minute auf jeder Seite. Geben Sie das Blattgemüse darüber. Den Salat mit der Mohrrübenmischung beträufeln.

Angaben pro Portion:

Portionen: 4 • Portionsgröße: 189 g

Kalorien 208

Gesamtfett 8.5g, Cholesterin 55mg

Natrium 196mg, Kalium 514mg

Gesamtkohlenhydrate 12.0g, Zucker3.7 g

Eiweiß18.8 g

Vitamin A 121% • Vitamin C 19% • Kalzium 8% • Eisen10 %

WEITERE WERKE DES AUTORS

70 Effiektiv Rezepte um Übergewicht zu bekämpfen oder zu vermeiden: Verbrenn Fett schnell durch die richtige Diät und schlaune Ernährung

Von

Joe Correa CSN

48 Akne lösende Rezepte: Der schnelle und natürliche Weg um deine Akne Probleme in weniger als 10 Tagen zu lösen!

Von

Joe Correa CSN

41 Alzheimer vorbeugende Rezepte: Reduzieren oder bekämpfen Sie ihr Zustand in 30 Tagen oder weniger!

Von

Joe Correa CSN

70 Effektive Brustkrebs Rezepte: Beuge vor oder bekämpfe Brustkrebs mit schlauer Ernährung und starkem Essen

Von

Joe Correa CSN

www.ingramcontent.com/pod-product-compliance
Lightning Source LLC
Chambersburg PA
CBHW051027030426
42336CB00015B/2750